BEI GRIN MACHT SICH IHR WISSEN BEZAHLT

- Wir veröffentlichen Ihre Hausarbeit,
  Bachelor- und Masterarbeit

- Ihr eigenes eBook und Buch -
  weltweit in allen wichtigen Shops

- Verdienen Sie an jedem Verkauf

Jetzt bei www.GRIN.com hochladen und kostenlos publizieren

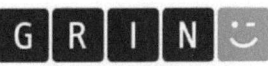

Bibliografische Information der Deutschen Nationalbibliothek:

Die Deutsche Bibliothek verzeichnet diese Publikation in der Deutschen National-
bibliografie; detaillierte bibliografische Daten sind im Internet über http://dnb.d-
nb.de/ abrufbar.

Impressum:

Copyright © 2009 GRIN Verlag, Open Publishing GmbH
Druck und Bindung: Books on Demand GmbH, Norderstedt Germany
ISBN: 9783668465336

Dieses Buch bei GRIN:

http://www.grin.com/de/e-book/368051/der-aerztliche-rehabilitationsentlassungs-
bericht-eine-zusammenfassung

Nadine Panneitz

Der ärztliche Rehabilitationsentlassungsbericht. Eine Zusammenfassung über seine Eigenschaften und seinen Zweck

GRIN Verlag

GRIN - Your knowledge has value

Der GRIN Verlag publiziert seit 1998 wissenschaftliche Arbeiten von Studenten, Hochschullehrern und anderen Akademikern als eBook und gedrucktes Buch. Die Verlagswebsite www.grin.com ist die ideale Plattform zur Veröffentlichung von Hausarbeiten, Abschlussarbeiten, wissenschaftlichen Aufsätzen, Dissertationen und Fachbüchern.

Besuchen Sie uns im Internet:

http://www.grin.com/

http://www.facebook.com/grincom

http://www.twitter.com/grin_com

Hochschule Lausitz
Fachbereich Sozialwesen

Gesundheitsförderung, Prävention, Sozialmedizinische Rehabilitation/
Rehabilitation von Körper- und Sinnesbehinderten,
Sozialmedizinische Grundlagen

Der ärztliche Rehabilitationsentlassungsbericht

Nadine Panneitz

Cottbus, den 09.10.2009

Gliederung

1. Der ärztliche Rehabilitationsentlassungsbericht

1.1 Funktion und Anforderungen

Der ärztliche Rehabilitationsentlassungsbericht (auch E-Bericht genannt) ist ein einheitliches standardisiertes Dokument, welches als gemeinsame Dokumentationsgrundlage von der gesetzlichen Rentenversicherung eingesetzt wird. Der E-Bericht ist ein Informationsmedium, welches zwischen der jeweiligen Rehabilitationseinrichtung und sich anschließenden Therapie- und Sozialleistungen als Bindeglied fungiert. Wichtige Informationen können somit nach der Rehabilitation weitergegeben werden.

Erstellt wird er im Anschluss an die stationäre oder ambulante Rehabilitation und beinhaltet Informationen über die Behandlungen und ihr Ergebnis. Für die Weiterbehandlung werden Empfehlungen aufgezeigt sowie Beurteilung der Behandlungsergebnisse aus sozialmedizinischer Perspektive. Diese geben damit eine Aussicht auf die Leistungsfähigkeit des Klienten im Erwerbsleben.

In Bezug auf die Qualitätssicherung dient der E-Bericht als „Visitenkarte" einer Rehabilitationseinrichtung, da deren Arbeitsweise und Konzept sichtbar wird.

Je besser der Rehabilitationsentlassungsbericht, desto leichter der Übergang von der Rehabilitation zur Weiterbehandlung – die Rehabilitation ist demnach auch für die Öffentlichkeit aussagekräftig.

Der E-Bericht soll klar, schlüssig, prägnant und zeitnah (innerhalb von zwei Wochen erstellt) sein. Für den Adressaten spielt es eine wichtige Rolle, dass der Bericht übersichtlich und schnell erfassbar ist.

Zwar ist durch Textbausteine die Nutzung des Berichts in den vergangenen Jahren vereinfacht worden, dennoch sollen diese nicht stereotyp angewandt werden.

Beim Erstellen des E-Berichts soll auf Unbefangenheit und Sachlichkeit geachtet werden. (Vgl. Deutsche Rentenversicherung Bund, 2007, S. 2-6)

1.2 Qualitätsmerkmale

Der Rehabilitationsentlassungsbericht sollte innerhalb von zwei Wochen bei dem Rehabilitationsträger vorgelegt werden.

Die Darstellung des Rehabilitationsverlaufes erfolgt immer personenorientiert. Das heißt, es muss klar formuliert sein, inwiefern der Versicherte Rehabilitationsziele erfüllen kann. Hierbei sind besonders dessen Ressourcen zu beachten. Auch Umstände, die verhindern, dass der Klient Ziele nicht erfüllen kann, sind deutlich aufzuzeigen. Es sind Förderfaktoren (z.B.: Motivation) sowie Barrieren (z.B.: Sprachprobleme) des Klienten relevant, welche sich auf seine funktionale Gesundheit auswirken können.

Des Weiteren muss der E-Bericht sowohl medizinisch als auch sozialmedizinisch korrekt sein. Befunde, Anamnese, Therapie, Funktionsdiagnostik und Weiterbehandlungsempfehlung müssen stimmig dargestellt werden. Gründe für Veränderungen im medikamentösen Bereich sind im E-Bericht aufzuführen. Zu beachten ist auch Multimorbidität (Mehrfacherkrankung) bei Klienten. Speziell die sozialmedizinische Leistungsbeurteilung ist wegweisend für die berufliche Reintegration und sollte daher gut verständlich dargestellt werden.

Ein weiteres Qualitätsmerkmal des Rehabilitationsentlassungsberichts ist die Nutzerorientierung. Um diese zu gewährleisten, sollte der E-Bericht dem Rehabilitationsträger spätestens zwei Wochen nach Entlassung des Rehabilitanden vorliegen, damit die Informationsweiterleitung zeitnah erfolgt. Darstellungen im E-Bericht sollten möglichst anschaulich, nachvollziehbar, verständlich und strukturiert sein. Das Schriftbild ist ansprechend zu gestalten und die Niederschriften erfolgen sprachlich kurz und prägnant. Alle erhobenen Informationen der Kliniker werden zu einem Gesamtbild zusammengefügt.

Der Punkt „Letzte berufliche Tätigkeit" wird mit dem persönlichen Fähigkeitsprofil in Verbindung gesetzt – deutliche Angaben über qualitative und quantitative Fähigkeit der Leistung dienen der weiteren sozialmedizinischen Planung und sind somit insbesondere für die sozialmedizinische Nutzbarkeit von Bedeutung. (Vgl. ebda, S. 7-9)

1.3 Adressaten

Der Patient kann Auskünfte über den ihn betreffenden Rehabilitationsentlassungsbericht von dem Arzt der Rehabilitationseinrichtung beim Abschlussgespräch erfahren. Er kann einwilligen und entscheiden, ob und welcher weiterbehandelnde Arzt eine Kopie des Rehabilitationsentlassungsberichts erhält. Die unterschriebene Erklärung, von der eine Ausfertigung für den Patienten bestimmt ist, wird dem Arzt der Rehabilitationseinrichtung übergeben. Auch über den rechtlichen Rahmen, wie zum Beispiel das Sozialgeheimnis (§35 SGB I), wird der Klient aufgeklärt.

Die *Deutsche Rentenversicherung* fügt den Rehabilitationsentlassungsbericht der Rehabilitationsakte des Klienten bei. Es werden Daten entnommen, die eventuell für die Gewährung, Durchführung und Beurteilung anschließender Leistungen zur Teilhabe oder einer Rente aufgrund von Erwerbsminderung bedeutsam sind. Die sozialmedizinischen Angaben werden ebenso ersehen. Bei der Deutschen Rentenversicherung werden diese Informationen – den Bestimmungen des Sozialdatenschutzes unterliegend – gespeichert. Entsprechend dem Sozialgeheimnis müssen die Daten des Klienten von den Mitarbeitern der Deutschen Rentenversicherung geheim gehalten werden.

Von dem im Anschluss an die Rehabilitation *behandelnden Arzt* werden das Rehabilitationsziel, die therapeutischen Leistungen während der Rehabilitation, die letzte Medikation und Vorschläge für nachfolgende Maßnahmen entnommen. Für die Nach- und Weiterbehandlung des Patienten sind diese Angaben relevant für die Festigung des in der Rehabilitation erzielten Behandlungserfolgs. Der behandelnde Arzt ist dafür zuständig, dem Klienten bei Bedarf Fragen zum Inhalt des Berichts zu beantworten.

1.4 Rechtlicher Rahmen

Wie bereits oben angeführt, besteht nach § 35 SGB I das „Sozialgeheimnis". Hier gelten Absatz 1 bis 5. Nach § 76 Absatz 1 bis 3 SGB X gilt die „Einschränkung der Übermittlungsbefugnis bei besonders schutzwürdigen Sozialdaten". Bei der Weitergabe von Rehabilitationsentlassungsberichten oder Teilen hieraus an Dritte handelt es sich jedoch um eine Übermittlung von Sozialdaten nach § 67 Absatz 6 SGB X.

Auch das Strafgesetzbuch sieht hier den § 203 Absatz 1 bis 5 StGB vor – „Verletzung von Privatgeheimnissen". § 80 Absatz 1 bis 7 SGB X gibt Auskunft über die „Erhebung, Verarbeitung oder Nutzung von Sozialdaten im Auftrag".

Es besteht zwischen Rehabilitationseinrichtung und dem Rehabilitationsträger ein Auftragsverhältnis, welches im § 97 Absatz 1 und 2 SGB X verankert ist – „Durchführung von Aufgaben durch Dritte". Durch diesen Paragraphen wird abgesichert, dass Sozialdaten für die Rehabilitationsträger erhoben, verarbeitet und genutzt werden. Diese bleiben in der Verantwortung als Auftraggeber laut § 80 Absatz 1 SGB X. (Vgl. Stascheit, 2006)

2. Inhalt des Rehabilitationsentlassungsberichts

Der Formularsatz eines Rehabilitationsentlassungsberichts besteht aus vier Formblättern. Inhalt und Umfang sind auf den Informationsbedarf des jeweiligen Empfängers ausgerichtet. Welche Angaben und Eintragungen erforderlich sind, haben die Rentenversicherungsträger festgelegt.

Der Rentenversicherungsträger, der behandelnde Arzt und die Rehabilitationseinrichtung erhalten den vollständigen Rehabilitationsentlassungsbericht. Die Krankenkasse hingegen erhält nur die Basisinformation – Blatt 1.

2.1. Basisinformation

Dem eigentlichen Berichtseil ist die Basisinformation (Blatt 1) vorangestellt. Sie beinhaltet Daten über den Rehabilitanden (Versicherungsnummer, Patient, Kennzeichen, Maßnahme-Nummer, Berechtigten-Nummer, etc.) sowie die durchführende Rehabilitationseinrichtung (Adresse, Institutionskennzeichen, Abteilungsnummer).

Die Daten der Aufnahme und Entlassung werden aufgenommen. „Ganztägig ambulant bedeutet hier, dass die Rehabilitanden bei ganztägigen Leistungen täglich anreisen. Die Entlassungsform wird verschlüsselt angegeben, wie auch die Arbeitsfähigkeit bei Berufstätigen, Arbeitslosen sowie Beziehern von Erwerbsminderungsrenten.

Die Diagnosen liefern Aussagen über den rehabilitationsmedizinischen Prozess und haben eine Leitfunktion für das ärztliche Handeln. Das Krankheitsbild muss von daher exakt benannt und einem Diagnoseschlüssel nach der aktuellen ICD (derzeit ICD-10-GM – „German Modification") zugeordnet werden. Die Reihenfolge der Diagnosen drückt auch den Rang der Wichtigkeit aus. Diagnosen von Behinderungen oder Krankheitsfolgen, die die Leistungsfähigkeit im Erwerbsleben am stärksten beeinträchtigt haben, stehen an erster Stelle. Ausnahmen bilden maligne Erkrankungen und Abhängigkeitserkrankungen – hier steht an erster Stelle die Tumor- bzw. Suchtdiagnose.

Im Diagnosetext, der möglichst genau formuliert sein sollte, wird eine Funktionsdiagnose statt einer klinischen Diagnose niedergeschrieben um zu unterstreichen, dass der Mensch und nicht die Krankheit rehabilitiert wurde. Mehrer Diagnosen dürfen nicht in einem Text verknüpft werden.

Der Diagnoseschlüssel klassifiziert die erwähnte Erkrankung.

Durch die Seitenlokalisation wird gegebenenfalls der Krankheitsort präzisiert. Die Diagnosesicherheit und das Behandlungsergebnis hingegen sind unbedingt anzugeben.

Weitere Angaben über den Klienten sind Aufnahme-, Entlassungsgewicht und die Körpergröße.

Bei der Ursache der Erkrankung wird sich auf die zuerst erwähnte Diagnose bezogen. Die Arbeitsunfähigkeitszeiten werden unabhängig von der Art der Erkrankung summiert – bezogen wird sich hierbei auf die vorangegangenen zwölf Monate vor der Rehabilitation. Weiterhin wird verzeichnet, ob der Klient im Rahmen eines Disease Management Programms (DMP) behandelt wird.

Im Punkt „Empfehlungen" werden je nach Adressat zur weiteren Behandlung, Sicherung des Rehabilitationsziels und Stabilisierung der Rehabilitationsergebnisse Angaben zu Aktivitäten bzw. nachsorgenden Leistungen gemacht. Vorschläge im Freitext können ebenso erfolgen.

Noch vor wenigen Jahren wurden die Nachsorgeempfehlungen nicht nach Adressaten geordnet und hatten demnach den Nachteil, dass Klinikärzte die Adressatengruppen nicht systematisch durchgehen konnten (erhöhter Dokumentationsaufwand) und für Haus- oder Fachärzte nicht auf einen Blick ersichtlich war, welche Maßnahmen sie von der Klinik empfohlen bekamen und welche sich an andere Adressaten richteten. Auch oft genannte Anregungen im Freitext werden jetzt als Empfehlung formuliert (bspw.: „Übungen selbständig fortsetzen" oder „Kontrolle Laborwerte/Medikamente"). (Vgl. Bengel/Jäckel, 2005, S. 53)

Unterschriftsdatum bzw. Datum der Freigabe wird in der Reihenfolge Tag, Monat, Jahr am Ende des Basisprotokolls angeführt.

2.2. Sozialmedizinische Leistungsbeurteilung

In der sozialmedizinischen Beurteilung der Leistungsfähigkeit (Blatt 1a) werden die Ergebnisse der medizinischen Rehabilitation, wie sie sich in der sozialmedizinischen Beurteilung der Leistungsfähigkeit niederschlagen, zusammengefasst. Die Leistungsbeurteilung gilt für Versicherte, großer Witwen- oder Witwerrente wegen Berufs-/ Erwerbsunfähigkeit bzw. Erwerbsminderung vor dem 45. Lebensjahr und bei Rente wegen: voller und teilweiser Erwerbsminderung, teilweiser Erwerbsminderung bei Berufsunfähigkeit und Berufs-/ Erwerbsunfähigkeit oder verminderter Berufsfähigkeit im Bergbau.

Sie gilt nicht für nichtversicherte Angehörige, Altersrenteempfängern und Empfängern anderer Hinterbliebenenrenten.

Nach § 15 SGB VI i.V.m. §26 SGB IX werden Leistungen zur medizinischen Rehabilitation für Versicherte erbracht, um einem vorzeitigen Ausscheiden aus dem Erwerbsleben entgegenzuwirken. Die ärztliche Leistungsbeurteilung kommt dem Stellenwert einer gutachterlichen Aussage zu. Sie muss sorgfältig abgewogen werden, denn eine Einstufung des zeitlichen Umfangs, in dem die berufliche Tätigkeit ausgeführt werden kann, auf weniger als sechs Stunden am Tag kann evtl. zur Berentung, Einschränkung der Vermittelbarkeit und Beendigung von Wiedereingliederungsmaßnahmen führen. Der Rentenversicherungsträger prüft die Möglichkeit von Leistung und Teilhabe am Arbeitsleben, sollte die letzte berufliche Tätigkeit dauerhaft nicht mehr auszuüben sein (gemäß § 10 SGB VI).

Der Punkt „letzte berufliche Tätigkeit" meint nicht ABM, unregelmäßige Aushilfstätigkeit und geringfügige Beschäftigung.

Sollte ein quantitatives Leistungsvermögen von unter drei Stunden bestehen, entfällt das Erstellen eines positiven und negativen Leistungsbildes.

Das positive Leistungsbild bezieht sich auf die zumutbaren qualitativen Leistungsmerkmale der körperlichen Arbeitsschwere, Arbeitshaltung und Arbeitsorganisation. Sollte das Feld „keine wesentlichen Einschränkungen" nicht angekreuzt worden sein, kommt das negative Leistungsbild zum Tragen.

Die Beschreibung des Leistungsbildes muss nachvollziehbar in Kurzfassung dargestellt werden, die eingeschränkten Funktionen nur stichwortartig. Es muss klar ausgedrückt werden, was der Rehabilitand noch leisten kann.

Bei dem zeitlichen Umfang schließlich handelt es sich um ein sozialrechtlich sehr bedeutendes Kriterium. Es bezieht sich auf die Ausübung leichter körperlicher Arbeit mit Berücksichtigung auf das positive und negative Leistungsbild.

2.3. Durchgeführte therapeutische Leistungen

In der Dokumentation der therapeutischen Leistungen (Blatt 1b) werden alle während des Aufenthalts durchgeführten therapeutischen Leistungen anhand der Klassifikation therapeutischer Leistungen (KTL) dokumentiert. Art, Dauer und Anzahl der therapeutischen Leistungen werden hier verzeichnet. Es gehören auch Schulungen, Seminare, Vorträge und Leistungen der Reha-Pflege dazu. Mindestens eine Eintragung ist erforderlich.

2.4. Arztbericht

Im nicht standardisierten Arztbericht (Blatt 2 ff.) werden Anamnese, Diagnostik, Befunde, Rehabilitationsziele und deren Umsetzung im Rehabilitationsverlauf festgehalten. Diese Angaben begründen die Empfehlungen für anschließende Maßnahmen und die sozialmedizinische Beurteilung der Leistungsfähigkeit im Erwerbsleben. Der ausführliche ärztliche Entlassungsbericht ist also einem Gutachtendokument gleichzusetzen.

Folgende Gliederungspunkte sind enthalten und müssen in der Reihenfolge eingehalten werden: Allgemeine und klinische Anamnese, jetzige Beschwerden und Beeinträchtigungen in Beruf und Alltag, Gegenwärtige Therapie, Allgemeine Sozialanamnese, Arbeits- und Berufsanamnese, Aufnahmebefund/ Vorbefunde/ ergänzende Diagnostik, Therapieziele in der Rehabilitation, Rehabilitationsverlauf, Rehabilitationsergebnis, Sozialmedizinische Epikrise, Nachsorgeempfehlungen.

Die Informationen darin sollen in kurzer und prägnanter Form weitergegeben werden. Kriterien für den Arztbericht sind eine personenorientierte Darstellung, medizinische Korrektheit, Nutzerorientierung und sozialmedizinische Nutzbarkeit.

Allgemeine und klinische Anamnese

Die Anamnese sollte ohne verkürzende Hinweise auf Vorgutachten oder andere vorliegende medizinische Unterlagen wiedergegeben werden.

Es wird der Zugang zur Rehabilitation in einem kurzen Einleitungssatz mit Angaben über Beweggrund und Zugangsweg zur Rehabilitation und der Art des Verfahrens formuliert.

Zur Familienanamnese werden nur wesentliche Angaben zu relevanten und prognostisch wichtigen familiären Belastungen benötigt.

Die Eigenanamnese umfasst alle wesentlichen Erkrankungen und Unfälle (auch Berufs- und Arbeitsunfälle) mit Verlauf, wichtigen Krankenhausaufenthalten, spezieller Diagnostik und Therapie. Angaben zu bisherigen Rehabilitationsleistungen, allergischen Dispositionen und der vegetativen (organbezogenen) Anamnese werden ebenso benötigt.

Zu Risikofaktoren und Risikoverhalten werden Daten protokolliert, wie z.b. Rauchen, Alkoholkonsum, Drogen, Medikamente, unfallgefährdete Sportarten, Bewegungsmangel und Fehlernährung. Liegt eine Abhängigkeitserkrankung vor, wird eine Suchtanamnese beigefügt. Die biografische Anamnese wird lediglich bei psychischen Störungen und Abhängigkeitserkrankungen benötigt, wobei die Lebensgeschichte des Klienten, Besonderheiten in der frühkindlichen Entwicklung, soziale Herkunft und auch den späteren Lebensweg hinsichtlich Familie, Partnerschaft und Beruf notiert werden.

Jetzige Beschwerden und Beeinträchtigungen in Beruf und Alltag

Art und Ausprägung der derzeitigen Beschwerden werden hier erwähnt. Des Weiteren wird in Erfahrung gebracht, was konkret aus Sicht des Rehabilitanden schwer fällt und ob psychosoziale oder emotionale Einschränkungen vorliegen. Diese Angaben sind Bezugspunkt für die Bemessung des subjektiven Behandlungserfolgs.

Die jetzigen Beschwerden und deren Verlauf werden subjektiv geschildert, gegliedert nach Symptomen.

Protokolliert werden ebenso die Beeinträchtigungen der Aktivität und Teilhabe und die Partizipation in Beruf und Alltag und den Gründen für diese Störungen.

Weiterhin soll der Klient schildern, wie sich sein Krankheitsverständnis darstellt (Schicksal, Zufall, externe Auslöser, usw.) und welchen Informationsstand er zu seiner Erkrankung hat. Wie bewältigt er die Krankheit, wie hat er frühere Erkrankungen oder Lebenskrisen verarbeitet?

Gegenwärtige Therapie

Hier werden Art und Umfang der gegenwärtigen medikamentösen und nichtmedikamentösen Behandlung angegeben. Dazu zählen Bedarfs- und Dauermedikation sowie Therapien wie Physiotherapie oder psychotherapeutische Behandlung mit Informationen zu Art, Häufigkeit und Erfolg. Der behandelnde Arzt ist ebenso anzugeben. Vorangegangene Therapien sind nicht relevant, insofern kein Bezug zu den Beeinträchtigungen, die Rehabilitation betreffend, besteht. Besonders im Bereich der Onkologie sollten allerdings nicht-schulmedizinische Therapieformen erwähnt werden.

Allgemeine Sozialanamnese

Bei einem Rehabilitationsentlassungsbericht der gesetzlichen Rentenversicherung ist es erforderlich, das persönliche Umfeld darzustellen, denn es kann Einfluss auf das Leistungsvermögen im Erwerbsleben nehmen. Hierbei ist auch die Rede von „hemmend" oder „fördernd wirkenden Kontextfaktoren" nach der ICF.

Themenschwerpunkte sind die Familiäre Situation, Anzahl der Kinder (davon im Haushalt), soziale Belastungen in Familie und/oder Freizeit. Auch zählen dazu psychische Belastungen im sozialen Umfeld, Freundeskreis, Freizeitverhalten, Wohnsituation, Art der häuslichen Versorgung, Pflege von Angehörigen und soziale Unterstützung.

Weiterhin wird der Grad der Behinderung (GdB) und Minderung der Erwerbsfähigkeit (MdE) angegeben.

Die finanzielle Absicherung sowie Sozialleistungsanträge einschließlich Sozialgerichtsverfahren werden protokolliert.

Arbeits- und Berufsanamnese

Das Anforderungsprofil der zuletzt ausgeübten Tätigkeit wird erfragt und wiedergegeben. Der Abgleich vom Fähigkeitsprofil des Rehabilitanden mit dem der Tätigkeit ist erforderlich für eine Einschätzung der Einsatzfähigkeit.

Zu Angaben der Arbeitsanamnese gehören eine Beschreibung des Arbeitsplatzprofils, welche die körperliche Arbeitsschwere, die Arbeitshaltung und die

Arbeitsorganisation beinhaltet sowie körperliche und geistig-mentale Anforderungen und die vom Klienten möglicherweise empfundenen Arbeitsplatzprobleme.

Ist der Rehabilitand arbeitslos, bezieht sich die Beschreibung auf die letzte sozialversicherungspflichtige Tätigkeit.

Der berufliche Werdergang wird dokumentiert, die Schul- und Berufsausbildung mit und ohne Abschluss erfragt wird. Des Weiteren erfolgt eine Darstellung über das Berufsleben, Berufswechsel (aus gesundheitlichen Gründen, etc.) sowie Umschulungen.

Zum aktuelle Tätigkeits- und Erwerbsstatus werden die Arbeitsplatzbeschreibung (Belastungen am Arbeitsplatz), objektive Angaben zum Anforderungsprofil (evtl. durch den Betriebsarzt), die Zufriedenheit am Arbeitsplatz, Erreichen des Arbeitsplatzes, betriebsärztliche Betreuung und gegenwärtige Arbeitslosigkeit (Beginn, Grund) erfasst.

Derzeitige Arbeitsunfähigkeit und Arbeitsunfähigkeit während der vergangenen zwölf Monate mit Beginn und Ursache sind ebenso Teil der Arbeits- und Berufsanamnese.

Aufnahmebefund, Vorbefunde, ergänzende Diagnostik

Dieser Unterpunkt beinhaltet einen orientierenden Gesamtstatus und schließt die Dokumentation des psychischen Befundes ein. Die technischen Untersuchungen richten sich am Rehabilitationsauftrag und –ziel aus und beziehen die nötigen differentialdiagnostischen Überlegungen ein.

Nicht erforderlich ist eine klinisch umfassende Gesamtdiagnostik. („so viel wie nötig, so wenig wie möglich") Die Diagnostik darf nicht dazu dienen, Defizite in der Akutversorgung auszugleichen. Normalbefunde sollen zusammengefasst und stichwortartig dargestellt werden.

Spezielle Untersuchungsbefunde sollten unter Angabe veränderlicher Messgrößen dargestellt werden. (BMI, Umfangsmessungen, etc.)

Um Funktionsstörungen und Beeinträchtigungen zu erkennen und gezielte Therapien im Rahmen der Rehabilitation einzuleiten, wird eine Funktionsdiagnostik ergänzt.

Dies ist insbesondere von Relevanz bei einer Überprüfung von Angaben zu Fähigkeitsstörungen (z.B.: Ausdauer – Laufband etc.).

Therapieziele in der Rehabilitation

Die einzelnen Therapieziele orientieren sich an den jeweiligen Beeinträchtigungen der Körperfunktionen und –strukturen, der Aktivitäten und der Teilhabe. Aufzuführen sind hier auch die Diagnosen, welche die Zahl der dafür vorgesehenen Verschlüsselungsmöglichkeiten im Blatt 1 übersteigen. Die Therapieziele können der somatischen, psychosozialen oder bspw. edukativen Ebene zugeordnet werden. Die Formulierung realistischer Einzelziele, bei denen die Fähigkeiten und Stärken des Klienten einbezogen werden, ist wesentlich. Lebenspraktische Fortschritte im Alltag des Rehabilitanden, die zur Verbesserung von Aktivitäten und Partizipation führen, sind entscheidend. („mich im Gespräch wieder verständlich artikulieren zu können") Die Ziele werden mit dem Klienten abgestimmt und müssen in einem überschaubaren Zeitrahmen erreichbar sein. Auch individuelle Vorstellungen des Klienten sind zu berücksichtigen und darzustellen. Die Therapieziele sollen klar und korrekt formuliert sein.

Rehabilitationsverlauf

Entsprechend der spezifischen Problematik des Rehabilitanden werden Dichte und Reihenfolge der Behandlungsmaßnahmen angepasst und plausibel erkennbar sein. Schwerpunkte sind Verhalten des Klienten, Motivation, Kooperation und Krankheitsbewältigung. Wichtig sind zur Darlegung und kritischen Bewertung die klinische, medizinisch-technische und psychosomatische Diagnostik im Verlauf und in den Prozess einbezogene Heil- und Hilfsmittel. Dazu gehören auch Annäherungen an die Therapieziele im Verlauf, Kooperationsbereitschaft, Beeinflussbarkeit von Fähigkeitsstörungen, genauere Angaben zum Verlauf, während des Prozesses aufgetretene Probleme und eventuelle Anpassung der Therapieziele. Ein weiterer Aspekt sind Gründe für eine mögliche Verlängerung oder Verkürzung der Rehabilitationsleistung.

Entscheidend ist eine zusammenfassende Bewertung.

Rehabilitationsergebnis

Die subjektiven und objektiven Therapieergebnisse werden im Abgleich mit den Vorbefunden und den einzelnen Therapiezielen dargestellt. Relevant hierfür sind folgende Punkte: - Ergebnisse klinischer Messwerte im Vergleich zu den Aufnahmebefunden (z.B.: Gelenkbeweglichkeit), - Darstellung und Bewertung der bis zum Ende der Rehabilitation objektiv erzielten und subjektiv wahrgenommenen Veränderungen von Funktionen und Fähigkeiten (z.b.: verbesserte Belastbarkeit), - Veränderungen bei Einstellung, Motivation, Lebensstil, Umgang mit Krankheit und Gesundheit: Was konnte er umsetzen? – Selbsteinschätzung des Rehabilitanden zum Ergebnis und zu den erreichten Therapiezielen, - Diskrepanzen bei der Bewertung der erreichten Therapieziele mit dem Rehabilitanden sind zu erläutern und bewerten, - Inhaltliche Verknüpfung von Rehabilitationsanlass und Rehabilitationsverlauf. Gegebenenfalls Angaben, warum Vorschläge des niedergelassenen Behandlers zur Therapie nicht übernommen wurden, - Diskussion von Widersprüchen zwischen extern erhobenen Vorbefunden, Aufnahmebefund und Therapieergebnis.

Sozialmedizinische Epikrise

Hier wird eine Aussage zum Leistungsvermögen im Erwerbsleben erwartet. Sie ist abzugleichen hinsichtlich der Einsetzbarkeit in der zuletzt ausgeübten Tätigkeit sowie mit den Anforderungen des allgemeinen Arbeitsmarktes. Qualitative Einschränkungen des Leistungsvermögens sind mit dem jeweiligen Krankheitsbild in Beziehung zu setzen, die quantitative Einschränkung muss sich nachvollziehbar aus einer zusammenfassenden Bewertung der bestehenden qualitativen Einschränkungen ergeben.

Zu berücksichtigen sind hierbei das positive und negative Leistungsbild des Rehabilitanden und der zeitliche Umfang einer beruflichen Tätigkeit.

Es darf keine qualitative Einschränkung angegeben werden, ohne dass deutlich wird, auf welche konkrete krankheits- oder behinderungsbedingte Funktionsbeeinträchtigung sie sich bezieht.

Nachsorgeempfehlungen

Nachsorgeempfehlungen gelten dem weiterbehandelnden Arzt oder Psychotherapeuten, dem Rehabilitanden oder dem zuständigen Rentenversicherungsträger. Empfehlungen sind hier zu begründen und es sollte angegeben werden, ob und welche Leistungen bereits in die Wege geleitet worden sind, welche Motivation in Bezug auf die Nachsorge gegeben ist und ob bereits Kontakte aufgenommen wurden (mit welchen Nachsorgeinstitutionen?). (Vgl. Deutsche Rentenversicherung Bund, S. 30-54)

3. Der elektronische Rehabilitationsentlassungsbericht

3.1 Entstehung und Zweck

Die Deutsche Rentenversicherung Bund unterstützt die Initiative „Intersektorale Kommunikation" des Verbandes der Hersteller von IT-Lösungen für das Gesundheitswesen e.V. (VHitG). Im Rahmen einer gemeinsamen Kooperation erfolgte die Erstellung des Implementierungsleitfadens für den eReha-Entlassungsbericht auf Basis des Standards HL7 (Health Level 7) Version 3 CDA (Clinical Document Architecture) Release 2.0. Der Leitfaden basiert auf dem Leitfaden des elektronischen Arztbriefes (April 2006). Zweck ist die elektronische, zeitnahe Dokumentenkommunikation, relevante Elemente können somit in das IT-System übernommen und weiterverarbeitet werden. Der Bericht kann visuell dargestellt, ausgedruckt oder maschinell ausgewertet werden.

Der Entstehungsvorgang wird als Vorbereitung auf die Anforderungen der kommenden fakultativen Anwendungen der elektronischen Gesundheitskarte gesehen.

3.2 Ausblick

Derzeit erfolgen die Pilotierung und die Schaffung einer Referenzlösung. Im vergangenen Jahr 2008 und 2009 wird der Austausch zwischen eigenen Rehabilitationszentren und der Deutschen Rentenversicherung Bund als Leistungsträger realisiert. Weiterer Leistungsträger sind die Deutsche Rentenversicherung gesamt und der Medizinische Dienst der Krankenversicherung (MDK). Weitere Leistungserbringer sind Vertragskliniken und die Deutsche Rentenversicherung gesamt.

Es erfolgt eine stetige Weiterentwicklung des elektronischen Rehabilitationsentlassungsberichts indem die Signatur genutzt wird und die netztechnische Einbindung der Kliniken in die Telematikinfrastruktur vorbereitet wird. Weiterhin wird sich an Online-Tests der elektronischen Gesundheitskarte (eGK) beteiligt. (Vgl. HL7 Benutzergruppe Deutschland e.V., 2008, S. 3-14)

Quellen

Bengel, J./Jäckel, W.H. (Hrsg.) (2005): Rehabilitationsnachsorge. Analyse der Nachsorgeempfehlungen und ihrer Umsetzung. Regensburg: S. Roderer Verlag

Bundesarbeitsgemeinschaft für Rehabilitation (Hrsg.) (2005): Rehabilitation und Teilhabe. Wegweiser für Ärzte und andere Fachkräfte der Rehabilitation. Köln: Deutscher Ärzte-Verlag

Deutsche Rentenversicherung Bund (Hrsg.) (2007): Der ärztliche Reha-Entlassungsbericht. Leitfaden zum einheitlichen Entlassungsbericht in der medizinischen Rehabilitation der gesetzlichen Rentenversicherung 2007. Berlin: Deutsche Rentenversicherung, Neuauflage (10/2007)

HL7 Benutzergruppe in Deutschland e.V. (Hrsg.) (2008): Der ärztliche Reha-Entlassungsbericht auf Basis der HL7 Clinical Document Architecture Release 2. Implementierungsleitfaden. Köln: HL7 Benutzergruppe in Deutschland e.V., Version 1.00, Stand: 23.06.2008

Stascheit, U. (Hrsg.) (2006): Gesetze für Sozialberufe. Die Gesetzessammlung für Studium und Praxis. Frankfurt am Main: Fachhochschulverlag, 13. überarbeitete Auflage

BEI GRIN MACHT SICH IHR
WISSEN BEZAHLT

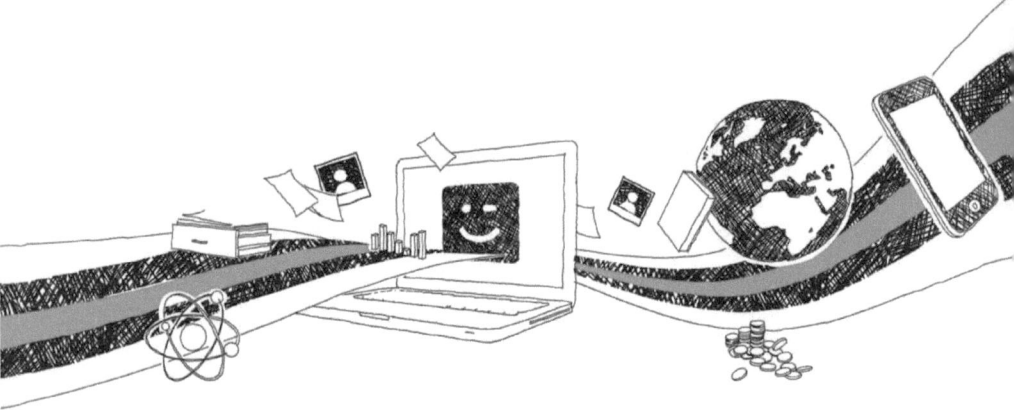

- Wir veröffentlichen Ihre Hausarbeit,
  Bachelor- und Masterarbeit

- Ihr eigenes eBook und Buch -
  weltweit in allen wichtigen Shops

- Verdienen Sie an jedem Verkauf

Jetzt bei www.GRIN.com hochladen
und kostenlos publizieren

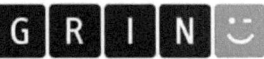